DE LA SURDITÉ ACCIDENTELLE, SON SIÉGE, SES CAUSES ET SON TRAITEMENT,

Par M. MENE (Maurice),

Docteur en médecine de la Faculté de Paris, ancien élève des hopitaux civils de la même ville, ancien prosecteur de médecine opératoire, membre de plusieurs sociétés savantes, etc.

PRIX : UN FRANC.

A Paris,

Chez l'AUTEUR, rue du Colombier, n° 6, près de la rue Seine, faubourg Saint-Germain.

1834.

IMPRIMERIE DE J. DELACOUR,
A MEUDON ET A VAUGIRARD.

DE

LA SURDITÉ

ACCIDENTELLE,

SON SIÉGE, SES CAUSES

ET

SON TRAITEMENT.

DESCRIPTION GÉNÉRALE DE L'APPAREIL AUDITIF.

L'appareil de l'ouïe a été divisé en oreille externe, oreille moyenne, et oreille interne.

L'externe se compose d'un pavillon d'une figure irrégulière, placé à la partie latérale de la tête, recourbé en divers sens, ce qui produit deux éminences saillantes; elles portent le nom d'hélix et d'anthélix, formant une profondeur remarquable située en arrière et partagée en deux portions inégales par l'hélix : on la nomme conque. On observe, en outre, en devant de l'orifice auditif, deux mamelons qui se correspondent; un en arrière, et l'autre en avant; on les appelle tragues et antitragues; leur sommet est souvent garni de quelques poils, le grand diamètre du pavillon est en haut, et le petit en bas. Ce dernier forme un angle (lobe) : c'est la partie qu'on perce pour suspendre des anneaux, dont la peau est très fine et transparente.

Du conduit auditif. Celui-ci pénètre dans la profondeur de l'os temporal, entre l'articulation temporo-maxillaire et l'apophyse mastoïde; chez l'adulte, sa longueur est ordinairement d'un pouce, un peu plus considérable inférieurement que supérieurement, oblique de dehors en dedans et d'arrière en avant, limité en bas par la membrane du tympan; il est, en outre, recouvert dans toute son étendue par un prolongement de la peau extérieure qui, arrivée au fond, se réfléchit à l'entour de la membrane du tympan en formant une espèce de cul-de-sac : on rencontre aussi, dans son trajet, surtout vers son orifice, un petit duvet. Elle est aussi traversée par un grand nombre de petits canaux excréteurs qui viennent des glandes cérumineuses, placées derrière et au pourtour d'elle.

Oreille moyenne ou *tympan*. Cavité d'une forme irrégulière et difficile à déterminer, placée entre le conduit auditif que nous venons de décrire et l'oreille interne, recouverte dans toute son étendue par une membrane muqueuse; elle communique avec l'air par un conduit nommé trompe d'Eustache, qui va s'ouvrir à l'arrière-bouche près la fosse nasale postérieure. On a divisé le tympan en six parties :

1° *Paroi externe*. Bouchée en totalité par la membrane du tympan, elle établit sa ligne de démarcation avec l'oreille externe. La membrane du tympan forme une cloison un peu plus étendue que la paroi; ce qui lui permet de s'étendre ou de se relâcher suivant l'impression des sons qui viennent la frapper.

2° *Paroi interne*. Inclinée en arrière, un peu plus éloignée de l'externe supérieurement qu'inférieurement; on y trouve une ouverture nommée *fenêtre ovale*; elle fait communiquer le tympan avec le vestibule; elle est bouchée en outre par la base d'un petit os appelé *étrier*, embrassée par une membrane très fine qui l'unit d'une manière mobile à cette ouverture; au-dessous on trouve une petite saillie osseuse qui indique le passage de l'aquéduc de Fallope, et une autre petite éminence bornant en bas la fenêtre formée par le vestibule et par la rampe du limaçon; on lui a donné le nom de *promontoire*. On rencontre, un peu en arrière de ce promontoire, une autre ouverture (*fenestra rotonda*), fenêtre ronde, moins grande que la fenêtre ovale, qui fait communiquer la face interne du limaçon avec le tympan, ouverture fermée par une membrane spéciale.

3° *Paroi supérieure*. Elle ne présente rien de particulier que des vaisseaux qui communiquent avec les membranes du cerveau.

4° *Paroi inférieure*. On y rencontre la scissure glénoïde par laquelle sortent la corde du tympan et la longue apophyse du marteau et un muscle qui vient de ce petit os.

5° *Paroi postérieure*. En haut de cette paroi, on découvre un petit canal dirigé obliquement en bas et un peu en arrière au-dessous de l'enclume; son orifice est libre, il mène dans les cellules mastoïdes. Au-dessous de ces cellules, est une petite éminence creuse; *c'est la pyramide*, qui laisse sortir par son sommet le tendon du muscle de l'étrier; quelquefois le sommet de cette pyramide tient au promontoire par un filament.

6° *Paroi antérieure.* Elle présente une saillie, dite *bec de cuiller;* sa partie inférieure forme la portion osseuse de la trompe d'Eustache, conduit osso-cartilagino-membraneux qui va s'ouvrir derrière les fosses nasales postérieures et sert à faire communiquer l'air avec le tympan; sa longueur osseuse d'environ un pouce, et sa portion fibro-cartilagino-membraneuse d'un pouce à quatorze lignes; sa grosseur est à peu près celle d'un tuyau de plume de pigeon.

Des osselets contenus dans la cavité du tympan. La caisse du tympan est aussi traversée par quatre petits osselets, articulés entre eux et mus par des muscles particuliers étendus depuis la membrane du tympan à la fenêtre ovale; on les nomme, à cause de leur ressemblance, *marteau, enclume, étrier* et *lenticulaire;* leur volume est surtout remarquable chez le fœtus; la membrane muqueuse qui tapisse cette cavité leur sert de ligamens; ils sont, en outre, pourvus des muscles qui leur permettent d'exécuter différens mouvemens.

DE L'OREILLE INTERNE.

Cette partie de l'organe de l'ouïe, cachée entre le tympan et le conduit auditif interne (trompe d'Eustache), est formée de plusieurs cavités qui communiquent ensemble et qu'on désigne sous le nom de vestibule du limaçon et de canaux demi-circulaires.

Vestibule.

Cavité d'une forme irrégulière, située en dedans du tympan et qui concourt à la formation du promontoire. Elle est partagée en deux portions inégales et de forme différente par une crête osseuse qui s'élève de sa paroi inférieure pour se terminer à la fenêtre ovale par un petit sommet.

On trouve dans le vestibule un grand nombre d'ouvertures, celles d'abord qui s'ouvrent à l'oreille moyenne et que nous avons nommées; en haut, les deux orifices inférieurs des canaux demi-circulaires; en bas et en avant, l'orifice de la rampe externe du limaçon du bas; en arrière, les deux ouvertures séparées, demi-circulaires, verticales, supérieures et horizontales; en avant et en bas, l'orifice de la rampe externe du limaçon, et une autre ouverture commune aux canaux verticaux, et plusieurs autres petits conduits qui donnent passage à des vaisseaux et à des filets nerveux.

De l'*aquéduc du vestibule*. Il est étroit, et sert à faire communiquer cette cavité avec la base du crâne.

LE LIMAÇON.

Le limaçon, cavité osseuse formée de deux canaux contournés en spirale à la manière des coquilles, creusé dans la partie antérieure du rocher (partie inférieure de l'os temporal), situé en avant et en dedans du vestibule et de la trompe, décrit deux spirales en sens inverses. On y observe en outre un noyau central, une lame qui forme les parois, appelée *lame des contours;* elle est plongée dans le rocher, et y forme une espèce de demi-canal en s'avançant sur l'*infundibulum*. L'*axe* du limaçon commence vers le fond du conduit auditif interne, en avant et en dehors : sa base est creusée par un enfoncement qui loge la branche limacienne du nerf acoustique et la transmet dans l'intérieur de la cavité par un grand nombre de porosités; son sommet présente un enfoncement, c'est l'*infundibulum* (entonnoir).

Cloison spirale du limaçon. Elle partage cette cavité dans toute sa longueur en deux parties, elle finit sur l'axe par un petit bec, là où prend naissance la pointe de l'infundibulum, composée d'une partie osseuse et d'une autre membraneuse. Les deux cavités qui résultent de cette cloison ont été appelées *rampes du limaçon*, l'une interne, l'autre externe.

De l'*aquéduc du limaçon*. Son conduit est fort étroit; l'orifice supérieur s'aperçoit à la partie qui correspond au tympan près de la fenêtre ovale, et l'inférieur sur le bord postérieur du rocher; il manque quelquefois. Ce *limaçon* est, en outre, parcouru par des canaux nommés demi-circulaires, et entre dans cette cavité par cinq orifices. *Une membrane* très fine et très délicate tapisse toutes les cavités de l'oreille interne. Les orifices isolés des canaux verticaux sont garnis chacun d'une espèce d'ampoule et viennent en commun aboutir dans un sac qui accompagne une portion du vestibule; ces portions sont remplies d'une humeur qui donne au sac commun l'apparence d'une bulle d'air, et le tout flotte dans le liquide que contient le labyrinthe. Un autre petit sac contigu tapisse le vestibule, et adhère à ses parois; il est aussi rempli d'humeur et renfermé dans la tunique épaisse dans laquelle viennent se perdre les ramifications des nerfs acoustiques, etc.

MÉCANISME DE L'AUDITION.

Comme on l'a vu dans la description qui précède, l'organe de l'audition est formé de trois parties bien distinctes; l'une placée à l'extérieur, destinée à recevoir la première impression des sons et les transmettre ensuite à l'oreille moyenne que celle-ci paraît en outre préparer pour l'oreille interne dans laquelle résident les nerfs chargés de les distinguer, et faire en outre juger au cerveau l'importance du sujet; avant que l'oreille n'exécute ce travail admirable, les sons y sont introduits par un mécanisme combiné. La configuration du pavillon dans l'homme, dit le professeur Richerand, n'est pas assez avantageuse pour que tous les rayons sonores qui viennent le frapper soient réfléchis sous un angle égal à celui de leur incidence pour qu'ils soient dirigés ensuite vers le conduit auditif externe, mais bien réunis en faisceaux, et dirigés après vers la conque en s'engageant dans ce conduit. Quoi qu'il en soit, une fois arrivés, les frémissemens qu'ils produisent dans ses parois, contribuent à augmenter leur force. Touchant au fond de ce conduit, ils éprouvent une résistance opérée par la membrane du tympan tendue devant la cavité qui renferme les quatre petits osselets de l'ouïe; un air élastique, sans cesse renouvelé par la trompe d'Eustache, remplit la caisse du tambour, tandis que de petits muscles attachés au marteau et à l'étrier meuvent ces os, tendent ou relâchent les membranes auxquelles ils sont attachés, et mettent ainsi l'appareil auditif interne dans un juste rapport avec les sons extérieurs. Comme la membrane du tympan se trouve attachée par deux muscles au marteau, un antérieur et l'autre interne, chacun d'eux lui fait exécuter un mouvement de tension ou de relâchement, ce qui produit une augmentation ou un affaiblissement dans la perception des sons aigus. C'est par l'action de cette membrane que les muscles du marteau et de l'étrier deviennent les modulateurs des impressions des sons. Les vibrations, transmises par la membrane du tympan, sont communiquées aux autres membranes qui bouchent les fenêtres ronde et ovale, et, au moyen de celle-ci, à l'humeur aqueuse contenue dans l'oreille interne et dans laquelle baignent les houppes nerveuses acoustiques. Il paraît que les agitations de ce liquide ébranlent ces nerfs et déterminent les sensations. Les canaux demi-circulaires, le vestibule et le limaçon, doivent aussi avoir des fonctions importantes ignorées encore. La partie la plus essentielle dans les sensations des sons paraît être la pulpe molle des nerfs auditifs flottant dans le fluide gélatineux, contenu dans la poche membraneuse, mince et élastique, que l'on rencontre dans tous les animaux chez lesquels on a pu découvrir l'organe de l'ouïe. Cette espèce de gélatine est enveloppée chez l'écrevisse d'une lame fort dure; chez les animaux d'un ordre supérieur, son intérieur est divisé en plusieurs cavités; quoique cependant les volatiles n'en aient qu'une seule qui contienne les nerfs acoustiques. Dans l'homme et les quadrupèdes, l'organe de l'ouïe est plus compliqué, et caché dans une portion osseuse des plus dures, et séparé de l'extérieur de la tête par une cavité et un conduit que suivent les rayons sonores, comprimés en faisceaux par des cornets placés en dehors, et plus ou moins éloignés. On a prétendu que le pavillon de l'oreille pourrait être enlevé sans nuire à l'acte de l'audition; quant à nous, nous ne partageons pas cette opinion : à la vérité, il se peut qu'on entende bien lorsqu'on est près du foyer d'où partent les sons, mais non quand on en est éloigné. Nous avons été à même de l'observer chez des animaux à qui on avait enlevé en totalité *le pavillon auriculaire.*

TRANSMISSION DES SONS A L'ORGANE DE L'OUIE.

L'air est le fluide qui porte les sons à l'oreille; on observe cependant que les corps solides ou liquides les conduisent, mais toujours confusément. La transmission des sons dans l'air, s'opère par oscillations du corps sonore, et parvient par cela même jusqu'à l'organe des sens en déplaçant la couche d'air; ce déplacement ne peut avoir lieu sans éprouver de la résistance par la seconde couche aérienne, qui cède en réagissant sur la première; de sorte que, si l'on établit la même théorie à la troisième et à la quatrième couche de l'air, on sera convaincu que l'étendue des oscillations doit diminuer insensiblement au fur et à mesure qu'elles s'éloignent du corps qui les a produites, parce qu'elles éprouvent de la part des couches successives une pression continue; en se représentant ce mécanisme, on se rendra facilement compte des perceptions des sons.

DE LA SURDITÉ.

La surdité est la perte totale ou partielle de l'ouïe, elle est accidentelle ou originelle. La première arrive dans le cours de la vie, est susceptible de guérison, lorsque les causes qui l'ont produite n'ont pas trop altéré l'appareil auditif; quant à l'autre, elle est incurable, il n'en sera pas question....

Cette infirmité attaque les deux oreilles, ou elle se borne à une seule; elle devient complète ou elle reste incomplète, selon la gravité des symptômes, souvent accompagnée de bourdonnemens, de sifflemens et de bruissemens considérables qui rendent le pronostic difficile. Elle dépend presque toujours de l'altération du conduit auditif externe ou de ses dépendances; rarement la caisse du tympan et l'oreille interne sont attaquées, encore moins les nerfs qui transmettent les sons au cerveau.

Le défaut de sécrétion du cérumen est une des causes bien fréquentes de la surdité ; sur cinquante sourds, quarante au moins ont le conduit auditif plus ou moins sec. Il résulte de nos recherches que la cire (cérumen) a une fonction bien importante dans l'acte de l'audition. Méconnue jusqu'à nous par tous les auteurs, cette matière a la propriété d'aider la membrane du tympan dans ses fonctions en lui imprimant une souplesse convenable pour la perception des sons qui viennent la frapper, et les transmettre ensuite à la caisse du tympan, que celle-ci envoie au cerveau qui en devient le juge.

Le conduit auditif externe chez les enfans sourds est presque toujours le siége d'un écoulement purulent, provenant de l'altération du système glandulaire ; dans ce cas, le cérumen se détruit, l'ouïe alors se perd par degrés, et la maladie devient souvent incurable par la désorganisation de cet organe.

Les affections cutanées, particulièrement les suites de la rougeole, de la variole, de la teigne, celles des maladies des membranes muqueuses, la suppression de la transpiration, surtout celle du cuir chevelu, donnent aussi naissance à cette infirmité, et l'appareil auditif externe est presque constamment le seul attaqué.

Chez les adultes, la surdité reconnaît pour cause presque toujours la lésion de ce conduit, et surtout celle des glandes cérumineuses. Cette altération peut être produite par la syphilis mal traitee, les affections primitives, provenant de l'enfance et tenant une marche chronique, et les phlegmasies des membranes et des viscères, les rhumatismes, etc. La suppuration se montre rarement dans la surdité des adultes ; celle qui attaque la vieillesse peut être qualifiée de surdité sénile; elle est due à la faiblesse de l'appareil auditif externe : aussi la cire est presque toujours rare, ce qui augmente la débilité locale: les mêmes causes peuvent aussi donner lieu à son développement.

Lorsque cette maladie dépend de l'affection de l'appareil auditif interne, tous les auteurs s'accordent à en reconnaître les symptômes bien obscurs : presque toujours leur existence en a été plutôt supposée que démontrée. Un procédé bien simple nous l'a fait reconnaître : nous plaçons, à cet effet, une montre entre les dents de la personne sourde, les deux oreilles étant bouchées au dehors ; si le mouvement du balancier est bien perçu des deux côtés, nous concluons que l'appareil interne n'est pas malade, tandis qu'il l'est dans le cas contraire.

Lorsque nous l'appliquons ensuite sur l'oreille externe, et que le battement n'est pas entendu ou l'est faiblement, nous sommes encore plus assuré que l'oreille externe est la seule affectée. Lorsque la surdité se borne à une seule oreille, l'expérience est la même et produit le même résultat du côté malade.

Si le mouvement n'est pas entendu en dehors ni en dedans, ce qui arrive ordinairement dans la surdité complète, l'appareil auditif externe et l'appareil interne peuvent être attaqués simultanément, quoique cependant l'altération de l'oreille externe n'entraîne jamais seule la perte totale de l'ouïe, mais bien celle de l'appareil auditif interne; nous en avons la preuve en ce que dans la perte complète de l'ouie, on trouve presque toujours le cérumen comme dans l'état de santé, et lorsqu'on n'en rencontre pas, on peut être assuré que tout l'appareil auditif est malade. La sécheresse du conduit auditif externe ne dispose pas seulement à la surdité, mais encore une trop grande abondance de cérumen ; dans ce dernier cas, elle est produite par un engorgement des glandes cérumineuses du conduit, alors la cire visqueuse est imparfaite, au lieu d'être d'une couleur jaune, et elle est plus ou moins foncée ou grisâtre ; lorsqu'on la presse entre les doigts, elle se divise facilement : on la rencontre souvent appliquée au pourtour de la membrane du tympan, ou aux parois du conduit, sous forme d'écailles, causant de la douleur, quand on cherche à la retirer.

Lorsqu'il y a défaut de sécrétion, on trouve le conduit auditif recouvert d'une sorte de poussière qui occasione une démangeaison désagréable, et qui n'est autre chose que du cérumen fortement altéré; quand on n'en trouve pas du tout, l'épiderme qui recouvre la membrane cérumineuse se lève par écailles, principalement vers le fond de l'oreille; dans ce cas, on éprouve des bourdonnemens et des sifflemens intenses. Lorsque l'atmosphère est humide et froide, la surdité augmente, ce qui se conçoit d'après les fonctions que nous attachons au cérumen ; en effet, la membrane du tympan, dépourvue de cette matière, étant humectée et relâchée par l'humidité de l'air, perd l'harmonie qu'elle a lorsqu'elle est enduite de matière cérumineuse, et se trouvant dans un état d'aberration, ses fonctions ne s'exécutent qu'imparfaitement.

Tels sont les symptômes généraux qui caractérisent la sur dité accidentelle.

On concevra aisément, d'après ce qui vient d'être dit, qu'il nous a été plus facile qu'à tout autre médecin d'apporter des modifications dans le traitement de cette infirmité; en effet, nous avons la satisfaction d'en donner des preuves authentiques consignées en très grand nombre dans cet ouvrage.

TRAITEMENT.

Lorsque le célèbre Stahl changea la face de la médecine pratique, il fit des vœux pour qu'on purgeât la thérapeutique de ces théories ténébreuses qui ont mis les plus grandes entraves à ses progrès. « Je voudrais, dit-il, qu'une main hardie entreprît de nettoyer cette étable d'Augias. »

La nature des maladies de l'oreille étant restée dans l'obscurité, il est tout naturel que la thérapeutique de cet organe n'ait presque jamais bien été couronnée de succès. C'est après bien des recherches et des observations que nous sommes heureusement parvenu à reconnaître le siége de la surdité, et à distinguer si la cause attaque l'appareil auditif externe ou interne. C'est après nous être bien assuré de l'état pathologique de tel ou tel organe, qu'il a été facile d'apporter de grandes réformes dans son traitement : les sétons, les cautères, les vésicatoires, les ventouses scarifiées, presque toujours employés sans le moindre succès, ont été écartés de notre médication : ce n'est que dans quelques cas de complication que nous faisons usage du vésicatoire, par exemple, lorsque cette infirmité est accompagnée d'un écoulement purulent de l'oreille, très fréquent dans l'enfance, alors seulement cet exutoire est placé à la nuque et entretenu pendant tout le temps que le conduit est soumis à un traitement spécial, pour faire cesser l'écoulement. Dans toutes les autres surdités qui reconnaissent pour cause *la lésion du conduit* auditif externe, un simple pansement local de ce conduit suffit pour combattre la plus rebelle.

C'est par cette méthode acoustique si facile à suivre que nous avons opéré de si brillantes cures ; la plupart ayant résisté à tous les autres traitemens dirigés par les médecins les plus habiles, comme on peut s'en convaincre par un grand nombre de témoignages authentiques que nous jugeons convenable de joindre ici. Nous pouvons en outre affirmer, sans exagération, que les deux tiers des sourds guérissent ordinairement bien en suivant exactement notre méthode.

TRAITEMENT ORDINAIRE,

LORSQUE LA SURDITÉ EST PRODUITE PAR UN ÉCOULEMENT PURULENT DU CONDUIT AUDITIF (*Otorrhée* DE QUELQUES AUTEURS).

On trouve souvent qu'une excroissance polypeuse accompagne l'écoulement du conduit auditif externe; quelquefois même la suppuration est produite par ces fungus. Le seul remède est l'extirpation, l'emploi pendant quelque temps des injections légèrement astringentes dans ce conduit, et les pansemens avec l'huile acoustique. Lorsqu'il n'existe pas de polype, mais simplement un écoulement, on place alors un vésicatoire à la nuque, qu'on entretient pendant tout le temps que dure le traitement, et le conduit auditif est soigné comme il suit :

Le matin, vers midi, et le soir, faire coup sur coup dans ce canal dix ou douze injections, à l'aide d'une petite seringue, avec une dissolution ordinaire de *chlorure de calcium*, coupée chaque fois avec moitié eau tiède ; placer, en outre, pendant l'intervalle des injections, une mèche en coton imbibée *d'huile acoustique*, et la laisser à demeure jour et nuit. Comme l'écoulement est fort long-temps à se dissiper, il ne faut pas perdre espoir ; si au bout de quatre mois il n'a pas tout-à-fait disparu, on continuera toujours les mêmes moyens, et on pratiquera des frictions derrière le pavillon auriculaire, en les étendant sur toute la partie latérale du cou, d'un seul côté seulement à la fois, pendant sept ou huit jours de suite. On les fera après au côté opposé alternativement de huit en huit jours de l'un à l'autre *avec la pommade suivante :*

Axonge, une once et demie, hydriodate de potasse, vingt-cinq à trente grains; faites selon l'art et divisez en parties égales; employez une de ces parties pour chaque friction. Cette pommade, une fois employée, en faire préparer d'autre, mais avec la précaution d'augmenter progressivement la dose de la partie active jusqu'à quarante grains, jamais au-delà. Il faut continuer ce traitement encore trois à quatre mois; à la fin, on se rendra maître des symptômes morbifiques, à moins qu'un vice scrofuleux rebelle ne résiste à ce traitement, l'un des plus énergiques pour combattre même cette dernière affection.

OBSERVATION.

Quand l'écoulement a cessé, continuer encore les injections pendant cinq ou six semaines, pour détruire parfaitement les petits ulcères qui forment le foyer de la suppuration. Après ce temps, supprimer le vésicatoire, et donner, après, cinq à six purgatifs à la distance de 3 à 4 jours l'un de l'autre; il faudra aussi, de temps en temps, mettre dans les oreilles un peu d'huile acoustique.

Traitement de la surdité compliquée de bourdonnemens et de sifflemens.

Dans le plus grand nombre de cas, tous ces symptômes cèdent à des pansemens simples, faits dans le conduit auditif externe avec de l'huile acoustique; si, après quatre mois environ, il n'y a pas d'amélioration, il faudra ajouter au traitement des fumigations, et les diriger auxdits conduits avec un entonnoir pourvu d'une longue tubulure, en prenant la précaution de ne pas laisser toucher le bout à l'orifice auditif, l'éloigner ou le rapprocher, pour tempérer le degré de chaleur, et les laisser durer de quinze à vingt minutes chaque fois. Les substances employées avec succès en fumigations, sont : l'arnica, la menthe vulgaire, les feuilles de fenouil, la morelle, le pavot, la jusquiame, etc; pour préparer la vapeur fumigatoire, il suffit de faire bouillir deux fortes pincées d'une de ces plantes, pendant dix à douze minutes, avec environ un litre et demi d'eau dans une cafetière, et placer ce vase, recouvert d'un entonnoir, sur une table d'une hauteur convenable pour prendre la fumigation; elle doit avoir lieu de préférence le soir avant le pansement acoustique.

Lorsque la surdité n'est pas compliquée, les meilleurs moyens pour la combattre consistent dans un simple pansement du conduit auriculaire méthodiquement fait avec l'huile acoustique. (*Voir page* 14.)

Quand la surdité est produite par la lésion de l'oreille interne, nous avons dit comment on pouvait la reconnaître (avec une montre); alors nous mettons en usage divers traitemens internes qui produisent de bons effets. Mais, avant d'y avoir recours, nous soignons d'abord le conduit externe pendant quelque temps; car l'oreille externe et l'interne ont des rapports si intimes que souvent en appliquant le remède au conduit auditif externe, il opère sur l'organe *interne*, comme nous l'avons vu fréquemment.

Les moyens employés pour l'oreille interne consistent ordinairement à faire des injections par l'orifice de la trompe d'Eustache. A cet effet, on introduit une sonde creuse dans une narine; son extrémité supérieure, arrivée derrière la fosse nasale, est passée ensuite dans l'orifice de la trompe d'Eustache, tandis que l'extrémité inférieure reste en dehors et fixée : on pousse par celle-ci le liquide. Nous avons inventé une sonde à double conduit pour qu'une partie du liquide revienne passer par son extrémité inférieure, tandis que les anciennes avaient l'inconvénient de laisser tomber toute l'injection dans l'arrière-bouche, ce qui est souvent très incommode.

Cette opération, qui exige beaucoup d'habitude et certaines précautions, est du ressort du médecin. Ces injections se composent ordinairement d'un liquide adoucissant, et légèrement narcotique, etc.

DU PANSEMENT AVEC L'HUILE ACOUSTIQUE.

L'orsqu'une oreille est seule affectée, il faut la traiter pendant huit jours de suite; après ce temps, la laisser huit autres jours en repos. Continuer de cette manière les pansemens en alternant d'une semaine à l'autre.

Si, au contraire, les deux oreilles sont malades, la même méthode sera suivie; mais, une fois qu'une aura été soignée huit jours, pendant que celle-là restera en repos, on traitera l'autre de la même manière, *et vice versâ.*

MANIÈRE DE FAIRE LES PANSEMENS.

On introduira dans un des conduits 8 à 10 gouttes d'huile acoustique, en ayant le soin de se coucher du côté opposé, afin que l'huile reste dans le fond de l'oreille. On bouchera ensuite son orifice avec un tampon de coton, en tenant, s'il est possible, cette position pendant une partie de la nuit.

Le lendemain matin, faire 8 à 10 injections à l'aide d'une petite seringue, avec de l'eau de guimauve tiède ou de graine de lin, et bien nettoyer le conduit, l'essuyer après avec un peu de coton sec. Placer ensuite dans ce même conduit une mèche de coton imbibée de ladite huile, en ayant le soin de la faire aller jusqu'au fond de l'oreille, et de l'y laisser à demeure toute la journée. Le soir, recommencer le même pansement : telle est la marche à suivre pendant tout le temps du traitement.

Extrait des journaux d'Allemagne, de France, et copie des lettres des personnes guéries radicalement.

1° Gazette d'Augsbourg : JOURNAL UNIVERSEL D'ALLEMAGNE, du 31 décembre 1831. — Les journaux les plus accrédités ont parlé de la manière la plus honorable du traitement de M. *Mene Maurice*, médecin à Paris, pour guérir la surdité. Parmi les personnes distinguées d'Allemagne soignées avec succès par cet habile praticien, sont : le baron *Oertzen*, gentilhomme du grand-duc de Mecklembourg-Strelitz ; il était sourd presque complètement des suites de la rougeole depuis 18 ans ; M. le baron *de Winkell*, premier inspecteur des forêts à Rosbach, âgé de 69 ans ; baron de Ribbeck, à Horst (Prusse) ; Mme *Muller*, à Raval ; M. *Ramer*, à Forest ; baron *Joacden* ; Mme *Meiner*, à Landau (France). — *Le Constitutionnel, le Courrier Français ; la Gazette de France*, du 4 septembre *idem ; le Journal des Débats ; le Temps ; Le Times* (Angleterre), du 22 août ; *Herald, Morning Chronicle*, etc., le *Post*, journaux anglais des 15, 17 et 22 juillet dernier, ont aussi fait le même éloge.

Extraits de ces journaux. Des cures les plus surprenantes sont toujours continuées par le docteur Mene Maurice de Paris. Nous croyons devoir faire connaître celles de MM. *Adam*, à Évreux, sourd depuis un grand nombre d'années ; *Nègre*, ancien négociant, à Nismes, quoique âgé de 85 ans ; il était atteint de cette infirmité depuis plus de 30 ans, n'entendant qu'à l'aide d'un cornet ; *Delpon*, à Clermont-Lodève ; *Gérard*, cul-de-sac Biard, n° 8 ; mademoiselle *Hocdé*, à Loupe (Eure-et-Loire) ; elle était sourde depuis 12 ans, avec complication d'un écoulement purulent de l'oreille ; la petite *Lucot*, âgée de 13 ans, rue de la Vierge, à Grenelle, aussi avec écoulement du conduit auditif ; Mme *Noblet*, rue de Sèvres, n° 106, à Vaugirard, sourde depuis 12 ans ; *Mouilleron*, rue de Seine, n° 49, traité primitivement sans le moindre succès par les autres médecins les plus distingués de la capitale ; M. *Vauvré*, sourd depuis 10 ans, rue Phelippeau, n° 15 ; M. le général *Dutruy*, à Passy (Seine), il était sourd depuis plus de 30 ans et n'entendait qu'à l'aide d'un cornet ; M. *Masson Laurent*, ancien employé des princes, rue du Faubourg-St.-Honoré, n° 42 ; M. *Peschier*, savant chimiste de Genève ; le vénérable abbé *Gut*, à Biesca, canton de Tessin, âgé de 80 ans, aussi sourd depuis un grand nombre d'années ; M. *Olivier*, employé à la préfecture d'Auch ; le maire d'Isac, près Livourne (Gironde); M. *Lanauze,* négociant à Tonneins (Lot-et-Garonne); MM. *Anglade, Damas,* négocians à Bordeaux; le comte d'*Ernouville,* à Valognes (Manche); M. *Debrette*, inspecteur de la régie d'enregistrement à Montluçon; M. *Gallois,* ancien colon de Saint-Domingue; Mme *Charault,* directrice des postes à Saint-Amand (Cher), ainsi qu'un grand nombre d'autres inutiles à citer.

Lettre de M. le baron de Ribbeck de Horst (Prusse).

Horst, près Rytz, 6 décembre 1831.

« Monsieur,

« C'est avec bien du plaisir que je puis vous donner aujourd'hui l'assurance que le traitement prescrit par le docteur Mene Maurice a produit un effet très salutaire sur mon ouie. L'oreille droite a recouvré la même faculté d'entendre qu'elle avait avant que je n'eusse le malheur de la perdre, les bourdonnemens continuels qui m'empêchaient d'entendre ont presque totalement disparu. Cette dernière amélioration n'a eu lieu qu'après quatre mois de traitement; cependant l'ouïe paraissait vouloir revenir au bout de deux mois, mais les bourdonnemens continuaient toujours. Dans ce moment-ci, l'ouïe est très bonne, les bourdonnemens ont cessé.

« Agréez, etc.

« *Signé* le baron de RIBBECK. »

« Monsieur le Docteur,

« J'étais sourd depuis huit ans; mon infirmité augmentait tous les jours, je vins vous consulter il y a un mois. J'ai traité mes oreilles exactement comme vous me l'*avez ordonné.* Maintenant je suis guéri radicalement; toutes mes connaissances en sont surprises, elles me demandent quel est le médecin qui m'a si bien traité. Pensez, Monsieur, que je ne manque pas de vous citer. Comme je suis très connu dans mon département, à cause de ma profession de marchand de draps, je me ferai un plaisir d'engager toutes les personnes sourdes que je connaîtrai à venir chercher près de vous du soulagement. Vous pouvez publier ma guérison sur les journaux, si vous le jugez à propos.

« Recevez, M. le Docteur, etc.

« *Signé* CONSTANT PIESSE. »

Montereau (Seine-et-Marne), le 28 août 1831.

AUTRE.

Monsieur le Docteur,

« Je dois vous rendre compte du résultat que j'ai déjà obtenu de l'huile acoustique que vous m'avez ordonnée il y a *environ cinq semaines*. La douleur des oreilles est tout-à-fait passée, je puis chercher, toucher, le plus avant possible dans le conduit auditif sans éprouver la moindre douleur, résultat que je n'avais jamais obtenu des divers traitemens que j'avais essayés. L'ouïe s'améliore journellement, le soulagement que j'ai obtenu me donne l'espoir d'une parfaite guérison prochaine. Enfin, je suis content; je vous demande pardon de vous entretenir de ces petits détails; mais, je le répète, je suis trop satisfait pour les passer sous silence. Vous vous rappellerez sans doute cet officier de carabiniers qui a eu le bonheur de se présenter à votre consultation, le 15 octobre dernier. »

J'ai l'honneur, etc.

Signé POURCHET,

Lieutenant au 1er régiment de Carabiniers, à Versailles.

Lettre de M. Dunaine, neveu de M. Étienne, député.

Monsieur le Docteur,

« Je m'empresse de vous transmettre, par l'organe de mon jeune frère, quelques détails sur les modifications qu'a subies m'a surdité, résultat de votre prescription. Si j'en juge par ma propre expérience et par les témoignages des personnes qui m'entourent, l'oreille a repris ses fonctions; les premiers moyens que beaucoup d'autres médecins célèbres de la capitale m'avaient ordonnés n'avaient produit aucun résultat avantageux. »

Agréez, etc.

Signé DUNAINE,

Homme de lettres, à la Maison-Blanche, près Paris

Lettre de M. Massignac, négociant, Calvestraat, n° 165, à Amsterdam, du 30 juin 1832.

Monsieur le Docteur,

« Vous ignorez sans doute que plusieurs personnes atteintes de surdité dans notre ville vous doivent leur guérison, parmi lesquelles une demoiselle âgée de 24 ans, sourde depuis l'âge de 2 ans. Les parens avaient essayé tous les remèdes imaginables et consulté les médecins les plus habiles de la Hollande, sans pouvoir obtenir la moindre amélioration. Votre prescription seule a donné l'ouïe à cette jeune personne; je suis chargé de vous témoigner la reconnaissance de toute la famille. Veuillez, je vous prie, l'accueillir comme si elle vous était exprimée par elle-même. Elle se serait empressée de le faire, si elle avait su le français. Je me suis fait un vrai plaisir d'être son interprète.

Autre lettre de M. Fréderic Lohrs, à Holzeninden (Hanovre), 9 *novembre* 1831.

Monsieur,

« Pénétré de reconnaissance, je m'empresse de vous annoncer que le traitement que vous m'avez prescrit et que j'ai suivi très exactement, a produit le résultat désiré. Depuis bien long-temps j'étais sourd, et mon infirmité était accompagnée d'un bourdonnement continuel, surtout dans l'oreille gauche, ce qui m'empêchait de rien entendre de ce côté-là; j'avais employé, sans le moindre résultat, les remèdes que les plus habiles médecins de notre pays m'avaient ordonnés. »

Agréez, etc.

Signé FRÉDÉRIC, négociant.

Lettre de M. le baron de Vinkell, premier inspecteur des forêts, à Rosbach (Bavière), *adressée à M. Christophe de Ch. Bourcard, négociant, à Bâle.*

Monsieur,

« Je suis âgé de 69 ans, j'étais sourd depuis un grand nombre d'années; j'avais consulté un grand nombre de savans médecins d'Allemagne, leur prescription n'a jamais porté la moindre amélioration à mon infirmité. M. de Christophe Bourcard, négociant à Bâle, me conseilla de consulter le docteur Mene Maurice, de Paris. Sur les renseignemens qui me furent donnés, je m'empressai de faire prendre sa consultation; le traitement que ce médecin me prescrivit a bien réussi. Maintenant je puis me livrer à la musique, particulièrement au piano, que j'aime beaucoup. Mais j'avais été obligé d'y renoncer, faute d'entendre les sons et l'harmonie; je me trouve bienheureux d'avoir pu me débarrasser de cette infirmité, qui me rendait mélancolique, et souvent la vie me paraissait à charge. »

Signé le baron de WINKELL.

Rosbach, le 30 *octobre* 1830.

Strasbourg, le 6 juillet 1829.

« Monsieur le Docteur,

« Un enfant mâle, mon petit-fils, né en 1820, prit la fièvre scarlatine à la fin de mars 1826. Cette maladie fut tellement méchante, que les humeurs se portèrent toutes à la tête, d'où il est résulté que, faute de vésicatoire, l'enfant a perdu l'œil droit, et par suite a été presque tout-à-fait sourd; j'emploie l'huile acoustique que vous m'avez ordonnée depuis la fin d'avril dernier; les deux oreilles alternativement soignées pendant huit jours chaque, cela a donné à l'ouïe une amélioration marquante. Pensez-vous qu'il faille continuer encore, pour obtenir une guérison complète, ou faut-il faire autre chose, etc. ? Voilà pourquoi je vous supplie de m'indiquer la marche à suivre pour l'obtenir.

« Agréez la parfaite considération de votre dévoué et obéissant serviteur,

« *Le lieutenant-colonel d'artillerie retraité, chev. de Saint-Louis et de la Légion-d'Honneur,*

Signé BIGOT,

Place du Corbeau, n° 65. »

Lettre de M. le vénérable abbé GUT[1], *à Biesca, canton de Tessin (Suisse), à* M. Christophe BOURCARD, *à Bâle.*

« Monsieur,

« Quoique âgé de 80 ans, et sourd depuis un grand nombre d'années, j'ai, grace à Dieu, recouvré entièrement l'ouïe, par l'huile acoustique que le docteur Mene m'a prescrite, c'est pourquoi je ne saurais trop recommander cet habile praticien aux personnes affligées de cette infirmité. »

Signé GUT.

2° *Lettre de M. Peschier, de Genève, membre de plusieurs Académies et Sociétés savantes de l'Europe.*

(Surdité très invétérée.)

« Monsieur le Docteur,

« J'ai fait usage de l'huile acoustique que vous m'avez ordonnée; je suis enchanté de vous dire qu'elle m'a rendu l'ouïe que j'avais perdue complètement depuis dix-huit ans; d'une oreille, j'entends ce qu'on me dit à voix basse; et l'autre oreille, dont la surdité augmentait graduellement, a acquis aussi une sensibilité telle, que j'entends tout ce qu'on dit loin de moi. Quand je porte la main à l'oreille et que je parle, il me semble que j'élève la voix. Il y a tout lieu de croire, d'après ce changement si avantageux, que mon ouïe restera très bonne ; dans le cas contraire, j'aurai l'honneur de vous l'écrire.

« Recevez donc, M. le Docteur, ma reconnaissance et mon sincère dévouement.

Signé PESCHIER. »

Genève, ce 6 novembre 1829.

Lettre de M. le baron d'Œrtzen, chambellan et gentilhomme du grand-duc de Mecklenbourg-Strélitz.

« Monsieur,

« Il y a environ 18 ans que j'avais éprouvé les symptômes d'une surdité qui s'était accrue au point que je n'entendais plus rien. Cette infirmité s'est présentée à la suite d'une fièvre scarlatine nerveuse ; j'ai voulu faire usage du traitement du docteur Mene Maurice de Paris contre la surdité. Au quatorzième jour de son emploi j'ai commencé à m'en trouver bien ; au bout de six semaines, l'ouïe s'est perfectionnée au point que j'entends aussi bien que tout homme sain. Il est cependant encore de certains momens que l'organe auditif est faible : je l'a tribue aux nerfs de l'acoustique étant trop irrités. Serait-il prudent de suspendre ou de continuer le traitement ? Je dois observer qu'il ne me cause pas la moindre *douleur* aux oreilles : je demande encore l'avis du docteur Mene pour fixer la marche que j'ai à suivre.

« Recevez, Monsieur, l'assurance, etc.

« *Signé* J. VAN D'ŒRTZEN,

Chambellan et Gentilhomme forestier du Grand-Duc de Mecklenburg-Strélitz. »

Staigard, le 26 mai 1830.

N. M. Mene Maurice observe que cette surdité est des plus invétérées, et qu'elle a été produite par la scarlatine, et que le même traitement dissipera les faiblesses qui surviennent de temps en temps.

Lettre de M. Juge de Sologniac, de Beaulieu, ancien maire de Clermont-Ferrand, département du Puy-de-Dôme, adressée à M. Aubergier, pharmacien à Clermont-Ferrand.

« Monsieur,

« Vous avez invité toutes les personnes qui ont pris chez vous de l'huile acoustique, à en faire connaître les effets. Je vais avoir l'honneur de vous faire part de ceux que j'en ai éprouvés.

« Peut-être est-il bon que je vous accuse mon âge : j'ai 75 ans. Peut-être aussi est-il à propos que j'entre dans quelques observations préliminaires sur ma surdité.

« Depuis quelque temps, je m'apercevais que j'avais les oreilles très obscures. J'en parlai, il y a environ un an, à M. le docteur Bonnabeaud, qui jugea, sur mon récit, que ma surdité pouvait avoir pour cause un rhumatisme sur la tête, qui est entièrement chauve. Il me conseilla beaucoup de chaleur, une perruque, ou tout au moins un faux toupet. Je lui fis mention de l'huile acoustique prescrite par le docteur Mene Maurice; il me dit seulement la connaître par les journaux de médecine qui en faisaient l'éloge, et la déclaraient inoffensive.

« Je me décidai à acheter un flacon, que j'ai bien gardé six mois sans oser y toucher; cependant mes oreilles empiraient, principalement la gauche, et souvent toutes les deux ne rendaient pas plus de son qu'une botte de foin. Je m'adressai à une dame, aussi obligeante que charitable, pour la prier de consulter un de ses parens, médecin à Paris, sur l'usage qu'il pouvait avoir ordonné de cette huile acoustique du docteur Maurice. La réponse ne se fit pas attendre. « Ce remède, écrivait-il, est dans la classe des excitans, et peut produire de bons effets dans le cas où la surdité est produite par un défaut de sécrétion dans le canal auditif externe, ou par le relâchement de la membrane du tympan. On peut, je crois, en essayer l'usage sans inconvénient, surtout avec la précaution de s'arrêter, s'il survenait de la douleur et une inflammation à l'oreille, qui pourrait se communiquer à l'intérieur si on persistait à user de ce remède.

« Si la surdité est produite par la paralysie du nerf acoustique, ce moyen, comme tous les autres, ne produira aucun effet. »

« Toutes mes indécisions furent terminées par cette lettre, et le 14 mars dernier je commençai la pratique du remède par l'oreille gauche, comme la plus infirme. Le 23, j'attaquai la droite; le 31, je retournai à la gauche, et je m'y suis arrêté pendant près de deux mois sans éprouver aucun soulagement.

« Mon flacon pouvait encore suffire au besoin de cinq à six soirées; mais j'y renonçai par découragement, et je me résignai à ne plus entendre que de l'oreille droite, qui, souvent, par le brouillard ou le froid, m'avait été infidèle. Quelle fut ma surprise, Monsieur, lorsque, sur la fin de mai, je sentis quelque mouvement dans l'oreille gauche, où il se faisait parfois un petit bruit, comme un petit vent qui se dégage! Je soupçonne le retour de l'ouïe; je ferme bien l'oreille droite, néanmoins j'entends bien distinctement les sons et les paroles. Je garde mon secret, et de moi-même je reviens à l'huile acoustique, dans l'espoir que quelques prises de plus vont consolider ma guérison. Après deux soirées, je soumets mon oreille à l'épreuve; elle m'est tout-à-fait contraire......

« Je cesse entièrement. Huit ou dix jours après, j'éprouve la même dilatation, le même petit bruit que la première fois, un peu de chaleur en dedans et en dehors. Je bouche avec soin l'oreille droite, et par la gauche j'entends de nouveau tout ce qui se fait et tout ce qui se dit autour de moi. Depuis ce moment, plus d'interruption dans le service de mon organe; il me semble que, à peu de chose près, je l'ai recouvré.

« Ainsi s'est vérifié ce qui est annoncé dans l'ordonnance, que c'est quelquefois au bout de deux mois que se déclare le bon effet du remède.

« Ma lettre est longue, peut-être trop détaillée; cependant, en général, les parties intéressées ne s'en plaignent pas, parce qu'elles cherchent à rencontrer dans les maux des autres des analogies avec les leurs. Je désire de tout mon cœur que mon expérience personnelle rassure les timides et détermine les incertains.

« J'ai l'honneur d'être avec une parfaite considération, Monsieur, votre très-humble et très-obéissant serviteur,

« *Signé* JUGE DE SOLOGNAC.

Beaulieu, 7 juin 1830.

P. S. « J'ai différé jusqu'à ce jour l'envoi de ma lettre pour me donner le temps de bien constater l'utilité de l'huile acoustique, et je persiste dans ma foi à son efficacité, puisque mes oreilles ont résisté à l'humidité et à l'impétuosité des vents qui nous désolent. »

Paris, 21 février 1830.

Monsieur le Docteur,

« Je ne puis me dispenser de vous adresser mes remerciemens : depuis trois ans que j'étais sourd, principalement de l'oreille gauche, j'ai employé tout ce que les médecins les plus distingués de la capitale m'ont ordonné, sans en retirer aucun amendement. Un de mes amis me conseilla de venir vous trouver; j'eus le plaisir de venir le 1er octobre dernier. Dans l'espace de six semaines de traitement que j'ai fait très exactement, tel que vous me l'avez prescrit, j'ai été parfaitement guéri, et je suis aussi à mon aise qu'avant ma surdité. Combien je dois de la reconnaissance à mon ami et à vous, M. le Docteur combien je vous en dois de m'avoir guéri d'une si cruelle infirmité ! J'emploie de temps en temps de l'huile acoustique afin d'entretenir une bonne ouïe.

« J'ai l'honneur d'être, M. le Docteur, votre très-dévoué serviteur,

Signé Mouilleron, *rue de Seine*, *n°* 59. »

Vaugirard, 18 juillet 1830.

Monsieur le Docteur,

« J'ai l'honneur de vous informer que ma femme est tout-à-fait guérie de sa surdité; elle en était affligée depuis douze ans. Six semaines de traitement que vous lui avez prescrit ont suffi pour la débarrasser complètement de cette infirmité; elle est comblée de joie et fait des vœux, ainsi que toute la famille, qui partage son allégresse, pour que votre talent s'étende sur tous les malheureux affligés de surdité; et, il faut l'espérer, ils trouveront la même félicité ou du moins du soulagement.

« Cette découverte est un bien précieux pour l'humanité ; on ne saurait trop la publier.

« Monsieur,

« Daignez accepter mes salutations et ma reconnaissance, etc.

« *Signé* Noblet, propriétaire,

« *Rue de Sèvres*, n° 106, *à Vaugirard*. »

Lettre de madame Charault, directrice des postes, à Saint-Amand-Montrond.

A M. Deschamps, pharmacien à Bourges.

« Monsieur,

« Les personnes qui vous ont appris que j'avais été guérie par l'huile acoustique, prescrite par le docteur Mene Maurice, de Paris, ne vous ont point induit en erreur. Il est très vrai que j'ai fait prendre chez vous un flacon de cette huile, qui m'a produit un tel soulagement, qu'après vingt-cinq jours de traitement, une entière surdité, que j'avais depuis douze ans, a totalement disparu, sans que j'aie éprouvé aucune souffrance.

Mai 1834.

Signé V. D. CHARAULT.

Lettre de M. Debrette, inspecteur de la régie d'enregistrement, à Montluçon (Allier), adressée à M. Aubertot, maître de forges, et membre du comité consultatif des fabriques de France, officier de la Légion-d'Honneur, à Vierzon.

« Mon cher Monsieur,

« Comme vous le savez, j'étais presque totalement sourd; depuis long-temps j'avais renoncé à toute espèce de traitement, lorsqu'un de mes amis, aussi atteint de cette infirmité, vint m'apprendre sa guérison et me dit la devoir à l'huile acoustique que lui avait prescrite le docteur Mene Maurice, de Paris. Je n'ai pas balancé un instant à en faire usage, à la vérité un peu long-temps, mais non infructueusement, puisque dans ce moment je suis parfaitement guéri : c'est vraiment un miracle. »

Décembre 1833.

Signé DEBRETTE.

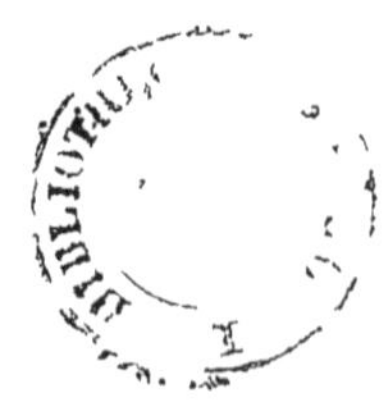

www.ingramcontent.com/pod-product-compliance
Ingram Content Group UK Ltd.
Pitfield, Milton Keynes, MK11 3LW, UK
UKHW021028220726
13924UKWH00001B/190

9 782019 295660